AF396589

LA

THÉRAPEUTIQUE DE LA TUBERCULOSE

A PROPOS D'UNE EXPÉRIENCE RÉCENTE

PAR LE

Docteur Gérard ENCAUSSE

De la Faculté de Paris
Ancien externe des Hôpitaux et du Bureau central
Lauréat des Hôpitaux de Paris
Ex-Chef de laboratoire à l'Hôpital de la Charité
Médecin de consultation de l'Hôpital Saint-Jacques
Membre de la Société française d'Homœopathie
Officier de l'Instruction Publique.
Officier de l'Ordre impérial du Medjidié
Chevalier de l'Ordre Royal militaire du Christ
Chevalier de l'Ordre de Bolivar

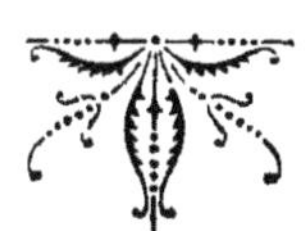

PARIS

CHAMUEL, ÉDITEUR

5, RUE DE SAVOIE, 5

—

1899

LA

THÉRAPEUTIQUE DE LA TUBERCULOSE

À PROPOS D'UNE EXPÉRIENCE RÉCENTE

Messieurs,

Les travaux les plus récents sont venus prouver que l'organisme était en mesure d'opposer une défense énergique aux éléments pathologiques qui sont à même de détruire l'équilibre organique.

Au pouvoir nocif des êtres d'analyse et de destruction, dont les bacilles sont un exemple, est opposé le pouvoir de reconstruction et de synthèse caractérisé par la réaction personnelle des organes et des cellules organiques normales. Au pouvoir, plus dangereux encore, des sécrétions microbiennes : des toxines, est opposé le pouvoir immunisant des sécrétions glandulaires et des sucs organiques et l'on peut dire que si la puissance de l'attaque croît comme l'addition des unités, la puissance de la défense croît comme le carré, à condition de laisser à l'organisme toutes ses facultés de réaction et de les développer si on le peut.

Éclairons en passant, par un exemple, ce que nous entendons par cette réaction de l'organisme. Voici un homme qui a le nez gelé. Si on veut se passer de la réaction organique et agir d'après la logique empirique, on lui chauffera le nez devant une source de chaleur et le malade courra le plus grand danger de perdre l'organe gelé, parce

1

que le médecin a voulu remplacer l'action naturelle de l'organisme par la sienne. Au contraire, frottons avec de la neige le nez de notre malade, faisons ainsi appel à une énergique réaction des forces organiques et notre malade sera guéri rapidement. Cet exemple vulgaire et connu de tous, renferme cependant l'exposé des problèmes thérapeutiques, tels qu'ils se présentent journellement au médecin.

Que de fois, ce dernier pensera se montrer grand homme, en faisant appel au chaud pour combattre le froid et en prétendant remplacer l'action de la nature par la sienne ! Et cependant toute la philosophie de la thérapeutique est renfermée dans la science des réactions. Celui qui possède cette science, et qui l'a développée expérimentalement, peut obtenir des guérisons inattendues par toutes les voies thérapeutiques, même par l'allopathie, qui est généralement bien pauvre sur ce point. Nous espérons le montrer par la suite.

Le problème du traitement dans le cas qui nous intéresse en ce moment : la tuberculose, se pose exactement comme dans le cas de toutes les affections dites microbiennes. D'une part, des microbes simples ou associés en familles diverses, et des toxines générées par eux, voilà l'attaque, d'autre part des organes et des sécrétions glandulaires et des sucs organiques, voilà la défense.

Tout d'abord, la logique, celle qui faisait chauffer le nez gelé, a conduit la plupart des expérimentateurs *à combattre les bacilles et les toxines sans s'occuper des réactions organiques, dont on se passait et qu'on cherchait à supplanter par des médicaments très actifs et donnés à haute dose.*

C'est là la voie véritablement allopathique, basée sur la formule : *contraria, contrariis curantur*, celle qui guérit les membres gelés en les chauffant beaucoup et vite. C'est à elle que tant de tuberculeux doivent d'avoir avalé et, hélas ! d'avaler encore, de formidables doses de créosote, d'iode, d'arsenic, sous lesquelles toute réaction organique est écrasée pour longtemps. Ces « puissants antiseptiques », tuent merveilleusement les bacilles sous les lamelles du microscope et dans les fioles du laboratoire : *in vitro* mais le malheur est qu'ils tuent aussi merveilleusement les cellules organiques elles-mêmes avant de tuer les bacilles, quand l'expérience se passe *in vivo*, dans le corps du malade et que le malheureux corps devient bientôt un cadavre. Cela n'empêche nullement le confrère qui vient d'enterrer son centième tuberculeux de recommencer le traitement du cent-unième avec le même formulaire qui n'a jamais pu arrêter le mal chez les cent autres.

Mais ce sont là les pratiques des élèves, les maîtres ont vite compris l'erreur commise, et ils ont bravement changé de route, en faisant appel au *similia similibus*, déguisé sous les noms d'hygiène, d'aérothérapie, et autres semblables.

Arrêtons-nous encore ici pour faire une distinction absolument capitale.

SIMILIA

Toute pratique thérapeutique qui fera appel aux réactions organiques agira pour combattre le

mal comme le mal a agi pour combattre l'équilibre en provoquant une réaction que nous appe-
lons maladie. Cette pratique thérapeutique suivra
donc la règle : *similia similibus curantur*, qu'il
s'agisse de guérir la rage par la rage, ou le mixœ-
dème par l'ingestion du corps thyroïde frais, ou
la rougeole par la pulsatille, ou même la pneu-
monie par une trituration d'expectoration du
malade. Tout cela, c'est du : *similia similibus* et
cela ne peut pas être autre chose, malgré le cha-
grin qu'éprouvent certains à le constater et malgré
les efforts désespérés qu'ils font pour le déguiser
sous les noms ronflants et nouveaux de pasteurisme, sérothérapie, opothérapie, etc.

Et même le brave médecin de campagne qui en
est resté au traitement de la tuberculose pulmonaire du sommet à son début par le cautère ou le
séton ou qui va jusqu'à l'emploi répété du thermo-
cautère et des vésicatoires volants, celui-là obtien-
dra de bons résultats s'il a le courage et la finesse
de ne pas détruire l'appel qu'il a fait aux réactions
organiques par l'ingestion d'arsenic ou de créosote à haute dose, car ainsi il enlèverait d'une
main le bien fait de l'autre. L'hygiène, le grand
air et l'eau fraîche : quels puissants auxiliaires
quand on veut bien les laisser agir seuls !

Tous les systèmes thérapeutiques peuvent, à
la rigueur, guérir les tuberculeux, à condition de
raisonner le traitement pour chaque cas, comme
le général raisonne son plan avant chaque ba-
taille, et ce serait une vanité, indigne d'un esprit
quelque peu scientifique, que de prétendre mono-
poliser dans un petit système exclusif la guérison

de toutes les maladies. Passons donc en revue ces multiples moyens d'action que la formule *similia similibus* met entre les mains du praticien.

LES RÉACTIONS ORGANIQUES.

Au lieu de tuer les bacilles sans s'inquiéter des réactions organiques, l'expérience est venue montrer qu'il est de beaucoup préférable d'augmenter la réaction organique sans s'inquiéter des bacilles et des toxines.

Les moyens employés dans cette voie ont été nombreux et nous devons nous contenter d'énumérer les principaux. Nous laisserons de côté, tout d'abord, les moyens de réaction purement hygiéniques ou exclusivement externes comme les cures d'air, l'électrothérapie et les cures par l'eau froide, ce puissant moyen de réaction étendu par Kneipp au traitement des tuberculeux eux-mêmes.

La thérapeutique la plus récente demande ses forces de réaction, soit aux organes identiques ou à leur sécrétion, soit aux microbes et à leurs toxines, soit même à l'union de ces deux opposés pour provoquer l'immunisation de certaines humeurs organiques. Le groupement rationnel de ces divers moyens va nous permettre de présenter tous les systèmes thérapeutiques actuellement employés et quelques autres encore inconnus.

L'emploi direct de la substance normale, c'est-à-dire de l'organe identique à l'organe malade constituera l'*opothérapie* qui se subdivise en plusieurs sections que nous n'avons pas à énumérer pour l'instant. L'emploi direct des sucs organiques et des sécrétions glandulaires normales va constituer la méthode de Brown-Séquard et ses dérivés.

Mais on peut aussi mithridatiser progressivement l'organisme et alors l'emploi des bacilles ou des ferments (de Backer) dont on atténue la virulence comme dans le cas du traitement de la rage et, plus généralement, l'emploi des toxines également atténuées, soit par des moyens physiques, mais plus souvent par leur action sur les humeurs d'animaux réfractaires à la maladie constituent la base du *pasteurisme* et de la *sérothérapie*.

Ainsi tous ces procédés thérapeutiques dérivent de la combinaison de quatre substances, deux normales, l'organe et le suc organique, deux pathologiques, le microbe et la toxine qui se correspondent exactement dans leurs domaines respectifs, le microbe constituant une véritable cellule pathologique dont la toxine est le suc.

Or il suffit de grouper ces éléments entre eux pour former les tableaux suivants qui sont très instructifs :

1° Éléments simples.

Substance normale.	Organe ou cellule.	Opothérapie.
Sécrétion normale de la substance.	Suc organique ou glandulaire.	Méthode Brown-Séquard.
Substance pathologique	Microbe.	Pasteurisme (de la rage) et surtout méthode du Dr de Backer.
Sécrétion pathologique de la substance.	Toxine	Méthode de Koch (tuberculine).

2° Éléments combinés.

Organe et microbe.	Moelle servant à atténuer les bacilles de la rage.	
Organe et suc organique.	à étudier.	
Organe et toxine.	à étudier.	
Microbe et suc organique.	à étudier.	
Microbe et toxine.	Excrétions. (Traitement isopathique).	Isopathie.
Suc organique et toxine.	Sérum pathologique.	Sérothérapie.

Ainsi, sur six combinaisons, trois restent à déterminer et à étudier.

3° Combinaisons multiples des éléments.

Il faudrait encore mentionner les combinaisons suivantes :

Organe.	Organe.	Microbe.	Suc organique.
Microbe et suc organique	Microbe et Toxine.	Suc organique et Toxine (excrétion de la pneumonie).	Organe. Toxine.

et enfin la combinaison des quatre éléments. Tout cela est à étudier. Telle est la clef de ces traitements qui ne demandent la réaction qu'aux organes ou aux microbes et qui jouissent actuellement d'une telle faveur. Nous verrons que c'est également la voie à laquelle nous nous sommes adressés pour nos expériences; mais il nous faut cependant parler maintenant des médicaments d'une autre origine qui ont été utilisés dans le traitement de la tuberculose, toujours d'après la formule de *similia*.

L'ÉCOLE HOMŒOPATHIQUE.

Qu'il me soit permis tout d'abord de placer en premier lieu la grande école homœopathique qui a montré la voie de la vérité aux chercheurs contemporains. En renouvelant et en codifiant la médecine d'Hippocrate et de Paracelse, Hahnemahnn a ouvert une carrière féconde que les travaux de Pasteur et de ses élèves sont venus justifier, après combien d'années d'invectives et de sarcasmes, après combien de luttes, vous le savez, messieurs, mieux que personne. C'est avec le plus profond respect que je tiens à saluer ici notre maître P. Jousset, qui a tant travaillé pour démontrer l'unité de principe unissant le pasteurisme et l'homœopathie et qui a installé à l'hôpital Saint-Jacques un laboratoire modèle de recherches et d'expériences. Je ne saurais oublier non plus les Drs Marc Jousset et Tessier qui ont bien confraternellement mis tant d'obligeance à faciliter mes travaux.

Si l'on veut s'adresser à l'arsenal thérapeutique pour créer les réactions organiques capables de lutter contre la tuberculose, c'est l'homœopathie qui, à mon avis, devra toujours servir de guide. Mais ne peut-on combiner les deux méthodes, ainsi que l'a si souvent recommandé le Dr P. Jousset ? Ne peut-on augmenter la tension des organes par un des procédés de l'opothérapie ou de la sérothérapie, et en même temps, faire appel aux réactions provoquées par le médicament homœopathique ? Ne peut-on s'efforcer de réformer, en certains points, la fabrication des médicaments à beaucoup desquels l'alcool fait subir de dangereuses transformations dynamiques ? Certains de ces points ont été mis au jour par notre confrère le Dr Conan qui revivifia l'opothérapie bien avant Brown-Séquard et qui s'efforça, dans ses séries, d'unir son action à celle des médicaments homœopathiques. Certains autres points doivent encore être étudiés de plus près et nous tenons simplement à les signaler pour l'instant.

LES TRAVAUX DU Dr PHILIPPE.

Quand l'organisme est attaqué, il réagit par l'envoi, sur le point envahi, de cellules embryonnaires qui s'efforcent de rétablir l'équilibre. L'embryologie peut nous guider et nous dévoiler encore une voie peu explorée. Ayant à traiter une affection débutant par des ravages sur les dérivés de l'ectoderme : M. Philippe, éminent chimiste français et D^r en médecine (U. S. A.), recercha le principe du traitement dans l'emploi de dérivés ectodermiques. Les résultats très favorables de cette méthode et les guérisons inespérées obtenues par ce procédé ont fait l'objet d'une communication à la société de biologie.

En même temps, M. le Dr Philippe voulait bien m'associer à ses travaux sur le traitement de la tuberculose d'après la même méthode, en me confiant toute la partie médicale de l'expérimentation, se réservant de varier les méthodes de fabrication selon les résultats obtenus ou ceux à obtenir. C'est de cette collaboration qui est pour moi un véritable honneur que résulte le présent mémoire.

Nos expériences.

D'après ces considérations, le corps choisi par le Dr Philippe fut un produit d'origine endodermique, uni à quelques éléments d'origine ectodermique provenant d'un animal dont le´ sérum put être utilisé contre la tuberculose. L'intestin, mêlé à quelques productions ectodermiques, des animaux comme la chèvre par exemple remplit parfaitement ces conditions.

La grande difficulté consiste à empêcher tout développement de germes putrides pendant les quatre-vingt-dix à quatre-vingt-quinze jours nécessaires pour que la substance employée se dissolve presque complètement dans l'eau distillée préparée de manière à avoir une pureté tout-à-fait exceptionnelle. La température des chambres de macération doit être maintenue au-dessus de 30° centigrades pendant ces quatre-vingt-dix jours. Il ne reste plus ensuite qu'à filtrer et qu'à aseptiser complètement ce produit que je vous présente. Il a l'aspect sirupeux, le goût légèrement salé et l'odeur assez forte qui rappelle son origine.

Injecté sous la peau à la dose de un gramme, tous les deux jours il provoque une douleur locale, légère, qui passe bientôt et ne donne lieu à aucune réaction fébrile. La place même de la piqûre disparaît très vite.

Il est utile de faire usage d'aiguilles courtes en platine iridié. Pour le reste, on opère comme dans les cas d'injections hypodermiques, mais en

choisissant les parties avoisinant la colonne ver-
tébrale ou les hanches, de préférence.

Nous laisserons pour l'instant de côté les observations faites sur des malades pour ne nous
occuper que des expériences de laboratoire pour-
suivies sur des cobayes.

La direction de l'hôpital Saint-Jacques a eu la
gracieuseté de mettre quatre cobayes à ma disposition et les essais commencèrent le 18 avril 1898.

Trois cobayes (les numéros 1, 2, 3) furent
inoculés d'abord tous les quatre jours, puis tous
les huit jours recevant chaque fois de une à deux
divisions de seringue Pravaz de liquide immunisant. Le cobaye n° 4 fut conservé comme témoin.

Les injections ne provoquèrent ni fièvre, ni
symptômes douloureux et le tableau des tempé-
ratures et des poids que vous trouverez ci-après
vous éclairera complètement à cet égard.

Vous verrez que, malgré les injections de liquide immunisant, faites une fois par semaine au
moins le poids des animaux a progressivement
augmenté.

C'est dans ces conditions que le 16 juillet 1898,
je me déterminai à pratiquer une inoculation de
culture pure de tuberculose que je suis allé cher-
cher à l'Institut Pasteur et que j'inoculai à mes
quatre cobayes, après avoir examiné la culture
au microscope.

A la suite de cette inoculation, le poids de tous
les sujets baissa notablement. Mais, tandis que
les sujets immunisés reprenaient le dessus et
retrouvaient bientôt leur ancienne vigueur, le
témoin, qui était cependant le plus beau du lot,

mourait le 30 juillet, quatorze jours après l'inoculation et l'autopsie démontra l'existence de lésions caractéristiques.

Il restait une dernière constatation à faire : les cobayes continuant à prospérer sous l'influence du médicament étaient-ils réellement tuberculeux.

Pour nous en rendre compte d'une façon positive, nous résolûmes de vérifier leur état au moyen de la tuberculine.

Le 29 septembre, nous nous procurâmes à l'Institut Pasteur de la tuberculine concentrée et une goutte en fut injectée à chacun des cobayes.

Le soir même, deux d'entre eux mouraient après avoir présenté une réaction très violente. L'autopsie démontra, d'autre part, qu'ils présentaient de nombreux tubercules.

Mode d'administration des médicaments

Nous employons, comme mode d'administration de ce médicament, les injections hypodermiques. Il nous reste à justifier cette méthode en passant rapidement en revue les divers modes d'administration des médicaments et leur raison d'être.

Chacun de ces modes a en effet son utilité spéciale et, ici comme dans toutes les branches de la thérapeutique, il serait dangereux de vouloir trop généraliser.

Le mode d'administration le plus courant est le mode buccal. Un médicament introduit par cette voie parcourt avant d'arriver dans le sang artériel le trajet suivant :

Bouche, pharynx, œsophage, estomac, intestin

grêle, veines intestinales, veine porte (foie), veine sus-hépatique, veine cave, cœur droit, artère pulmonaire, poumon, veine pulmonaire et cœur gauche, aorte.

Nous soulignons les organes dans lesquels le médicament se trouve en contact avec des sucs ou des gaz pouvant lui faire subir des transformations soit chimiques, soit dynamiques.

Cette énumération suffit pour montrer la longueur du trajet à accomplir, le médicament étant considéré comme donné sous forme de liquide, car, sous forme solide, il suivrait la voie des chylifères et du canal thoracique.

Administrée par voie d'inhalation (procédé qui a donné d'excellents résultats à mon père L. Encausse dans le traitement des tuberculeux au début par les médicaments homœopathiques) la substance médicamenteuse évite un long trajet et, à condition de pouvoir se fixer sur l'hématie ou de passer dans le sang à travers l'épithélium de la vésicule pulmonaire, elle parcourt seulement la trachée artère, les bronches, la veine pulmonaire, le cœur gauche et l'aorte sans rencontrer aucun suc organique capable de la transformer, seuls les gaz de la respiration peuvent avoir une influence; on voit combien la route est abrégée.

L'absorption cutanée des médicaments, que les appareils de mon père rendent des plus pratiques et qu'il a étendue si largement depuis 1869, constitue le procédé de choix pour le traitement des rhumatismes, des affections de foie et de l'estomac et de certaines affections arthritiques graves. Le médicament, absorbé à l'état gazeux par les lymphatiques, gagne les capillaires veineux, puis les veines et la veine cave, le cœur droit, l'artère pulmonaire, les poumons, la veine pulmonaire, le cœur gauche, l'aorte. Aucun suc organique sur ce trajet.

Hypodermie. — C'est également là le trajet suivi par le médicament injecté dans le tissu cellulaire au moyen de la seringue de Pravaz. Mathieu est un des premiers parmi les homœopathes, à ma connaissance, qui ait utilisé les injections hypodermiques des médicaments homœopathiques, et il appliquait son traitement à la tuberculose.

La commodité d'emploi de cette méthode, son action certaine dans le cas où les organes digestifs ne fonctionnent plus, me semble mériter une étude expérimentale des plus sérieuses de la part de nos confrères homœopathes qui veulent aller de l'avant. Le prix de revient très élevé de notre médicament et sa lenteur de préparation (de là sa rareté) nous incitaient encore, à choisir, entre toutes, cette méthode d'administration dont nous n'avons eu qu'à nous louer.

Nous ne ferons que mentionner la voie rectale, si infidèle et si peu pratique.

Encore une fois, ne soyons pas absolus et sachons reconnaître que toutes les méthodes d'administration des médicaments ont leur valeur dans certains cas déterminés.

La voie buccale, utilisée à jeun, permet d'éviter beaucoup de sécrétions organiques et empêche l'appréhension qu'éprouve le malade à l'idée de la piqûre.

Mais, pour le cas qui nous intéresse, pour la tuberculose dans ses localisations pulmonaires nous aurons à notre disposition deux grandes méthodes, l'inhalation et l'hypodermie. Nous étudions la seconde dans nos expériences actuelles, mais nous nous réservons d'appliquer la première ou de faire diverses combinaisons nouvelles ultérieurement.

RÉSUMÉ.

En résumé, ce qui se dégage de nos expériences actuelles peut s'énoncer ainsi :

1° Le produit que nous employons et dont nous donnons la formule est absorbé facilement et ne donne lieu à aucune réaction fébrile. Il est absolument aseptique et ne peut pas causer le moindre trouble.

2° Le produit expérimenté sur un lot de trois cobayes (un servant de témoin) a manifestement rendu tous ces cobayes réfractaires à des inoculations de culture très active de tuberculose, alors que le témoin mourait quatorze jours après l'inoculation et cependant ce témoin était le sujet le plus vigoureux et le plus lourd.

3° Avant de commencer une nouvelle série d'expériences de laboratoire et avant de vous communiquer les observations très favorables recueillies sur les malades traités par ce système, j'ai tenu à vous mettre au courant des premiers résultats obtenus et je tiens en terminant à remercier le Dr Jousset et toute l'adminis-

CORBEIL. — IMPRIMERIE ÉD. CRÉTÉ.